BEI GRIN MACHT SICH IHR WISSEN BEZAHLT

- Wir veröffentlichen Ihre Hausarbeit, Bachelor- und Masterarbeit

- Ihr eigenes eBook und Buch - weltweit in allen wichtigen Shops

- Verdienen Sie an jedem Verkauf

Jetzt bei www.GRIN.com hochladen und kostenlos publizieren

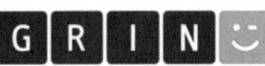

Bibliografische Information der Deutschen Nationalbibliothek:

Die Deutsche Bibliothek verzeichnet diese Publikation in der Deutschen Nationalbibliografie; detaillierte bibliografische Daten sind im Internet über http://dnb.d-nb.de/ abrufbar.

Dieses Werk sowie alle darin enthaltenen einzelnen Beiträge und Abbildungen sind urheberrechtlich geschützt. Jede Verwertung, die nicht ausdrücklich vom Urheberrechtsschutz zugelassen ist, bedarf der vorherigen Zustimmung des Verlages. Das gilt insbesondere für Vervielfältigungen, Bearbeitungen, Übersetzungen, Mikroverfilmungen, Auswertungen durch Datenbanken und für die Einspeicherung und Verarbeitung in elektronische Systeme. Alle Rechte, auch die des auszugsweisen Nachdrucks, der fotomechanischen Wiedergabe (einschließlich Mikrokopie) sowie der Auswertung durch Datenbanken oder ähnliche Einrichtungen, vorbehalten.

Impressum:

Copyright © 2016 GRIN Verlag
Druck und Bindung: Books on Demand GmbH, Norderstedt Germany
ISBN: 9783668649781

Dieses Buch bei GRIN:

https://www.grin.com/document/413693

Ralf Leonhardt

Alzheimer, Demenz und kognitive Beeinträchtigung. Zum Einfluss der Bildung auf das Risiko der Erkrankung im Alter

GRIN Verlag

GRIN - Your knowledge has value

Der GRIN Verlag publiziert seit 1998 wissenschaftliche Arbeiten von Studenten, Hochschullehrern und anderen Akademikern als eBook und gedrucktes Buch. Die Verlagswebsite www.grin.com ist die ideale Plattform zur Veröffentlichung von Hausarbeiten, Abschlussarbeiten, wissenschaftlichen Aufsätzen, Dissertationen und Fachbüchern.

Besuchen Sie uns im Internet:

http://www.grin.com/

http://www.facebook.com/grincom

http://www.twitter.com/grin_com

Alzheimer, Demenz und kognitive Beeinträchtigung. Zum Einfluss der Bildung auf das Risiko der Erkrankung im Alter.

Ralf Leonhardt

Technische Universität Chemnitz

Institut für Psychologie

Seminar „Grundlagen der Gerontopsychologie"

30.09.2016

Abstract

Demenzen, und darunter vor allem die Alzheimerkrankheit, stellen ein bereits großes und weiter wachsendes gesellschaftliches Problem in fast allen hochentwickelten Ländern dar. Das Ziel der vorliegenden Arbeit war es deshalb, einen Überblick über die bisherige Forschungsgrundlage zum Einfluss der Bildung auf das Risiko im Alter kognitiv beeinträchtigt zu sein bzw. an Alzheimer oder Demenz zu erkranken, zu geben. Dafür wurde in den etablierten Online-Fachdatenbanken, wie z.b. MedPilot, systematisch nach aktuellen Fachartikeln recherchiert. Diese Recherche hat ergeben, dass das Gros der Studien einen eindeutig positiven Zusammenhang zwischen einem niedrigen Bildungsstatus und dem Risiko der kognitiven Beeinträchtigung bzw. Alzheimer- und Demenzerkrankung, feststellt. Zur Planung der besseren Nutzung von Ressourcen im Gesundheitswesen ist eine weitere Forschung, vor allem in den Entwicklungsländern, notwendig und vielversprechend.

Inhalt

Einleitung 3

Ätiologie und Pathogenese der Alzheimererkrankung 3

Deskriptive Epidemiologie der Demenz 4

Die Bildung und das Risiko der kognitiven Beeinträchtigung und Alzheimererkrankung 5

Fazit 10

Einleitung

Demenz und darunter vor allem die Alzheimerdemenz stellt im Besonderen in unserer modernen, postindustriellen Gesellschaft ein wachsendes Problem dar. Aufgrund der demographischen Alterung und der steigenden individuellen Lebenserwartung werden die Prävalenzen und Inzidenzen dieser kognitiven Störung zukünftig weltweit immer weiter zunehmen. Des Weiteren führt der Fakt, dass die Babyboom-Kohorten der 1950er Jahre sich einem besonders risikoreichen Alter annähern, zum Erschwernis der Problematik. Dies zieht besondere Konsequenzen und Herausforderungen für die Gesundheitspolitik und das Gesundheitswesen nach sich (Chiao, Botticello, & Fuh, 2014; Lindsay et al., 2002). Zur Verdeutlichung dieser gesellschaftlichen Bürde schätzt Croisile (2012, S. 8) „die jährlichen Ausgaben der Bundesrepublik Deutschland für Demenzkrankheiten…auf etwa 9,4 Milliarden Euro…", wobei die Angehörigen der Patienten noch immer zwei Drittel der Pflegekosten selbst tragen. Als wäre das noch nicht genug, sagt die Prognose eine Verdopplung der Demenzprävalenz auf 2,2 Millionen Fälle sowie einen Anstieg des relativen Anteils an der Gesamtpopulation von 1,3 % im Jahre 2007 auf 3,2 % im Jahre 2050 in Deutschland voraus (S. 20).

Das Ziel meiner Untersuchung ist es, valide Aussagen zum Zusammenhang zwischen der Bildung und dem Risiko der kognitiven Beeinträchtigung im Alter zu generieren, wobei mein Hauptaugenmerk auf der Alzheimererkrankung liegt. Der zugrundeliegende Gedanke ist, einen Beitrag zur Möglichkeit einer stärkeren Verknüpfung des Bildungs- mit dem Gesundheitswesen und zur Schaffung einer besser aufeinander abgestimmten Bildungs- und Gesundheitspolitik zu leisten.

Zur Verwirklichung dieses Ziels werde ich deshalb einen Überblick zum aktuellen Forschungsstand des Themas geben. Im Rahmen dieser Aufgabe führte ich eine systematische Literaturrecherche auf den Homepages der etablierten Fachjournale sowie der Suchmaschine „MedPilot" durch.

Ätiologie und Pathogenese der Alzheimererkrankung

Der Begriff der Demenz bezeichnet die Gesamtheit der neurologischen Erkrankungen, welche letztendlich, aufgrund der Schädigung verschiedener Gehirnregionen, die kognitiven Funktionen beeinträchtigen, die Persönlichkeit beeinflussen sowie Verhaltensstörungen hervorrufen. Hierbei unterscheidet man zwischen den degenerativen (Alzheimer etc.), bei denen die Neuronen irreversibel zerstört werden und den nicht-degenerativen Demenzen (z.B. die Alkoholdemenz) (Croisile, 2012, S. 15ff.).

Bei der Alzheimerdemenz gibt es zwei Ursachen für die Neuronendegeneration. Zum einen lagern sich sogenannte amyloide Plaques, welche aus dem Beta-Amyloid-Protein bestehen, zwischen den Nervenzellen ab und wirken dort neurotoxisch. Zum anderen zerstören anomale Mengen verdrillter Fibrillen, hauptsächlich aus dem hyperphosphorilierten Tau-Protein bestehend, die Nervenfasern. Häufig kommt des Weiteren ein Mangel des Neurotransmitters Azetylcholin hinzu (ebd., S.21 f.).

Diese Anomalien treten zu Beginn der Erkrankung vor allem in den Hippocampi des Temporallappens, welche für die Speicherung neuer Informationen verantwortlich sind, auf. Damit lassen sich die ersten Symptome der Vergesslichkeit und anterograden Amnesie der Betroffenen erklären (ebd., S. 22). Es fällt ihnen von Zeit zu Zeit immer schwerer neue Informationen zu speichern, da das Kurzzeit- bzw. Arbeitsgedächtnis bereits in sehr früher Phase der Erkrankung beeinträchtigt wird, während das prozedurale, episodische und semantische Langzeitgedächtnis zu Anfang noch unbetroffen bleibt und somit eingeübte Bewegungsabläufe, langzurückliegende Ereignisse und ältere kulturelle Wissensinhalte besser erinnert werden (S. 31). Außerdem ist es möglich, dass sich ein Betroffener im Anfangsstadium der Krankheit seiner Gedächtnisschwierigkeiten durchaus bewusst ist, was zu einem reaktiven Depressionssyndrom führen kann.[1] Im weiteren Verlauf der Krankheit breiten sich diese Schädigungen auf den Frontallappen aus, was die bereits erwähnte stetige Verminderung der kognitiven Leistungen und Verhaltensstörungen mit sich bringt (S. 22). Der Erkrankte leidet unter anderem an Wortfindungsstörungen (Anomie), Apraxie (Verlust der Fähigkeit der Nutzung von Alltagsgegenständen) und Prosopagnosie (Unfähigkeit zur Wiedererkennung vertrauter Personen aus dem nahen Umfeld), wodurch er sich immer stärker aus dem Sozialleben zurückzieht bzw. aggressive Verhaltensweisen entwickelt. Der damit in Verbindung stehende zunehmende Autonomieverlust ist eine erhebliche Belastung und stellt sowohl Betroffene als auch Angehörige und Pflegepersonal vor große Herausforderungen (S. 34-37).

Deskriptive Epidemiologie der Demenz

Im Jahre 2005 unternahm die „Alzheimer Disease International" in 14 WHO-Regionen eine Schätzung der weltweiten Prävalenz und Inzidenz von Demenz. Demnach litten 24,2 Millionen Menschen zu jener Zeit an dieser Störung, bei einer jährlichen Neuerkrankungsrate von 4,6 Millionen Fällen. Dabei weisen Nordamerika und Westeuropa

---

[1] Daraus resultiert eine häufige Fehldiagnose zu Beginn der Erkrankung, da Depressionen ähnliche amnestische Symptome aufweisen können.

mit 6,4 bzw. 5,4 %, gefolgt von Lateinamerika (4,9 %) und China (4,0 %), die höchsten Prävalenzen in der Altersklasse der 60jährigen auf. Die Inzidenzraten (pro 1000 Einwohner) für diese Regionen betragen 10,5 (Nordamerika), 8,8 (Westeuropa), 9,2 (Lateinamerika) und 8,0 (China), wobei die Raten in allen Ländern mit dem Alter der Bevölkerung exponentiell ansteigen (Mayeux & Stern, 2012). Demnach steigen beispielsweise die Prävalenzen in den Vereinigten Staaten von 2,8 % in der Altersgruppe der 65-74jährigen, auf 10,5 % in der Gruppe der 75-84jährigen. In der Kohorte der $\geq$ 85jährigen ist, dieser Statistik zu Folge, sogar knapp jeder Vierte von Demenz betroffen (Koller & Bynum, 2014). Ebenfalls erhöhte Inzidenzraten weisen, aus bisher ungeklärten Gründen, Afroamerikaner sowie die in den USA lebenden „Hispanics" auf; wohingegen die Raten der in ihren Herkunftsländern lebenden Afrikaner geringer sind (Mayeux & Stern, 2012).

Koller und Bynum (2014) gehen von verschiedenen Ursachen für die internationale Varianz in den Prävalenzen und Inzidenzen der Demenzerkrankung aus. So scheinen nicht nur demographische, Bildungs- und genetische Faktoren, sondern auch unterschiedliche Diagnose- und Screeningmethoden zu den Differenzen beizutragen. Von den Unterschieden in den politischen Leitlinien der Gesundheitssysteme abgesehen, kann in einigen Kulturen eine besondere Stigmatisierung der Krankheit sowie eine mangelhafte Kommunikation zwischen Arzt und Patient zu einer verringerten Dokumentation und damit zu einer statistischen Unterschätzung von Demenzen führen.

Die Bildung und das Risiko der kognitiven Beeinträchtigung und Alzheimererkrankung

Bereits 1994 konnten Stern et al. in ihrer Kohortenstudie zum Einfluss der Bildung und beruflichen Beschäftigung auf die Alzheimerinzidenz, unter Kontrolle von Alter und Geschlecht, einen positiven Zusammenhang zwischen einem niedrigen Bildungsstatus und dem Risiko im höheren Alter an Alzheimerdemenz zu erkranken, feststellen (RR = 2.02, 95 % Konfidenzintervall [CI] : 1.33 – 3.06)[2].

In einem Zeitraum von vier Jahren (mit jährlichem Follow Up) beobachteten sie 593 (zum Zeitpunkt der Baseline-Erhebung nicht-demente) Probanden im Alter von $\geq$ 60 Jahren, welche in einem New Yorker Register für Individuen mit Demenzrisiko gelistet waren. Dabei wurden Schlaganfall- und Parkinsonbetroffene mit nicht länger als ein Jahr vor der Baseline-Erhebung zurückliegendem Krankheitsausbruch sowie Probanden ohne wenigstens einer Follow Up-Untersuchung explizit von der Datenanalyse exkludiert (Stern et al., 1994).

---

[2] Bei Integration einer metrischen Bildungsvariable in die Analyse sank das relative Risiko mit jedem weiteren Bildungsjahr um 8 % (RR = 0.92, 95 % CI : 0.88 – 0.95).

Um eine Verzerrung der Ergebnisse aufgrund des angewandten neuropsychologischen Messinstrumentes schätzen zu können, wurden 89 Probanden, welche bereits bei der Baseline-Untersuchung Werte an der Cut off-Grenze aufwiesen, in einer zusätzlichen Analyse ausgeschlossen. Damit wurde sichergestellt, dass das Untersuchungsergebnis kein Resultat geringer Veränderungen in der Testperfomance ist. Das Ergebnis dieser Auswertung blieb weitestgehend unverändert (RR = 2.40, 95 % CI : 1.39 – 4.15). Zur Kontrolle der Effektmodifikation durch den Confounder „Schlaganfall", wurde dieser Risikofaktor ebenfalls in das Modell aufgenommen, was eine ähnlich geringe Veränderung des erhöhten Risikos der bildungsferneren Probanden, in Bezug auf die Alzheimererkrankung, hervorbrachte (RR = 1.98, 95 % CI : 1.31 – 2.99) (Stern et al., 1994).

White et al. (1994) untersuchten den Zusammenhang zwischen Bildung, Beschäftigung sowie des Geschlechts und dem Risiko der kognitiven Beeinträchtigung anhand des Clustersamples des Established Populations for Epidemiologic Studies of the Elderly-Projektes (EPESE), in das Studienteilnehmer aus den Regionen um New Haven, East Boston und Iowa Einschluss fanden. Diese wurden ursprünglich zwischen 1981 und 1983 interviewt und anhand des Short Portable Mental Status Questionnaire (SPMSQ) jeweils drei und sechs Jahre später zum Follow Up folgeuntersucht. Bei einem Studienausfall von nahezu 40 % verblieben immerhin noch 5580 Probanden bis zum Follow Up nach sechs Jahren. Eine kognitive Beeinträchtigung wurde dabei entweder bei Überschreiten des festgelegten Fehlergrenzwertes (Cut off) des SPMSQ's[3], der generellen Unfähigkeit der Beantwortung der Interviewfragen zum Follow Up oder aufgrund des demenzbedingten Todes des Probanden attestiert.

Von den weiblichen Studienteilnehmern des New Haven-Clusters abgesehen, bei denen keine Assoziation zwischen der Bildung und der Inzidenz der kognitiven Beeinträchtigung beobachtet werden konnte, fanden auch White et al. (1994) durchweg positive Ergebnisse in Bezug auf den Einfluss eines geringen Bildungsgrades auf kognitive Beeinträchtigung. Nach Kontrolle von Alter, Geschlecht, Baseline-SPMSQ-Score und Schlaganfallshistorie hatten die Probanden, welche in der Gruppe derer, die zur Baselineerhebung einen Fehlerscore von < 3 eine Bildungslaufbahn von ≤ 8 Jahren absolvierten, gegenüber der Referenzgruppe mit > 12jähriger Bildung ein signifikant höheres

---

[3] Der Fehlerscore dieses 9-Item-Tests kann Werte zwischen 0 und 9 annehmen. Zur Baselineuntersuchung wurden zwei Cut off-Grenzen gesetzt (welche auf die Werte drei und fünf festgelegt wurden). Das Überschreiten einer dieser Grenzen zum Follow Up galt dabei als Inzidenz einer kognitiven Beeinträchtigung, wobei eine Verminderung des Fehlerscores zum zweiten Follow Up in diesem Falle keine weitere Berücksichtigung fand.

Risiko beim Follow Up einen Score von ≥ 3 aufzuweisen (OR = 2.0, 95 % CI: 1.7 – 2.4)[4].
Auch nach Aufnahme des Berufsstatus[5] in das Modell blieb die Stärke dieses Effekts unverändert.

Das Ziel der Longitudinalstudie von Letenneur et al. (1999) war es, gültige Aussagen zur Abhängigkeit des Geschlechts und des Bildungsgrades beim Einfluss auf das Risiko an Demenz und Alzheimer zu erkranken, treffen zu können. Dafür wurden, im Rahmen des PAQUID-Projektes, zur Baseline-Erhebung 3675 gemeindeansässige, nicht-demente Probanden aus Gironde und Dordogne im Alter von ≥ 65 Jahren untersucht, von denen 2881 Teilnehmer an wenigstens einer der Follow Up-Untersuchungen teilnahmen. Das Follow Up fand jeweils nach einem, drei und fünf Jahren in der Population von Gironde und nach drei und fünf Jahren in der Population von Dordogne statt.

Von den 2881 in die Analyse inkludierten Probanden, erkrankten im angegebenen Zeitraum 190 an Demenz. Bei 76 dieser Betroffenen wurde dabei eine wahrscheinliche und bei 64 eine mögliche Alzheimerdemenz diagnostiziert[6]. Probanden mit geringer Schulbildung[7] erwiesen sich auch in dieser Studie auf höchstsignifikantem Niveau (p < .001) als besonders vulnerabel. Unter Kontrolle des Geschlechts, hatten sie, im Vergleich zu den Studienteilnehmern mit höherem Bildungsstatus, ein um 82 % gestiegenes Risiko an Demenz zu erkranken (Hazard Ratio [HR] = 1.82, 95 % CI: 1.36 – 2.42) bzw. ein um 78 % gestiegenes Risiko an Alzheimer zu erkranken (HR = 1.78, 95 % CI: 1.27 – 2.45). Des Weiteren konnte kein Interaktionseffekt zwischen der Bildung und dem Alter konstatiert werden, was darauf hindeutet, dass die Assoziation zwischen dem Bildungsstatus und dem Demenzrisiko nicht mit dem Alter variiert (Letenneur et al., 1999).

Limitierend behaupten die Autoren der Studie, dass die Anzahl und Merkmale der Non-Respondents zu einem Bias geführt haben könnten. So waren die Studienverweigerer durchschnittlich jünger, geringer gebildet und häufiger Frauen. Das deutet allerdings eher daraufhin, dass das erhöhte Risiko der unteren Bildungsschicht sogar noch unterschätzt wurde (Letenneur et al., 1999).

---

[4] In der Gruppe des < 5-Fehlerscores betrug das Odds Ratio 1.5 (95 % CI: 1.2 – 1.9).
[5] Dieser wurde kategorisiert in „1 = Equipment operators, Laborers, Domestics. 2 = Crafts, Services, Drivers, Farmers. 3 = Housewives. 4 = Managers, Sales, Farm Managers. 5 = Professional and Clerical." (White et al., 1994).
[6] Dies entspricht einer Inzidenzdichte von 1.59/100 Personenjahre bei undifferenziert betrachteter Demenz und 1.17/100 Personenjahre in Bezug auf die Alzheimerdemenz.
[7] Die Variable „Bildung" fand als dichotome Skala Einzug in die Analyse („no schooling" & „primary school level" vs. „secondary school level" & „university level")

Anhand des Datensatzes einer landesweiten, für die Population der ≥ 65jährigen repräsentativen, prospektiven kanadischen Kohortenstudie, der „Canadian Study of Health and Aging", führten Lindsay et al. (2002) eine Sekundäranalyse zu den allgemeinen Risikofaktoren der Alzheimerkrankheit durch. Die Primärerhebung dieser Studie wurde in insgesamt 36 Bezirken aller zehn kanadischen Provinzen im Jahre 1991 durchgeführt und nach fünf Jahren zum Follow Up wiederholt. Das Outcome der Demenz wurde dabei mittels des Modified Mini-Mental State-Tests und gegebenenfalls durch eine ausgedehnte klinische Untersuchung ermittelt.

Nach Kontrolle von Alter und Geschlecht erwies sich geringe Bildung auch hier als ein Risikofaktor für die Alzheimererkrankung. Somit hatten Probanden mit einer Bildung zwischen null bis acht Jahren gegenüber den Probanden mit ≥ 13jähriger Bildungslaufbahn ein 0.9fach erhöhtes Risiko an Alzheimer zu erkranken (OR = 1.90, 95 % CI: 1.25 – 2.90). Bemerkenswert erscheint der Fakt, dass sich, nach Kontrolle von Bildung, Alter und Geschlecht, der wöchentliche Konsum von Wein als signifikanter Schutzfaktor herausgestellt hat (Lindsay et al., 2002). Man vermutet allgemein, dass die im Wein enthaltenen Tannine und Flavonoide eine schützende Wirkung entfalten (Croisile, 2012, S. 26).

Karp et al. (2004) führten ihre Sekundäranalyse zur Assoziation der Bildung und des berufsbasierten sozioökonomischen Status (SES) mit der Alzheimerinzidenz anhand der Datengrundlage des zwischen 1987 und 1993 vollzogenen Stockholmer Kungsholmen Projektes durch. Dabei fanden 931 nichtdemente Probanden im Alter von ≥ 75 Jahren, welche in einem Follow Up-Intervall von drei Jahren unter Beobachtung standen, in die Analyse Einschluss. Die Inzidenz von Alzheimer wurde, in Anwendung der DSM-3-Kriterien (*Diagnostic and Statistical Manual of Mental Disorders*, Third Edition), durch die klinische Untersuchung von Ärzten und Psychologen sowie interviewende Krankenschwestern evaluiert.

Nach Kontrolle von Alter, Geschlecht, vaskulären Erkrankungen, Alkoholkonsum und berufsbedingtem SES wiesen die Studienteilnehmer mit ≤ 7jähriger Bildung, im Vergleich zu den Probanden mit ≥ 8jähriger Bildung, ein 3,3mal so hohes relatives Risiko an Alzheimer (95 % CI: 1.8 – 6.0) sowie ein 2,3mal so hohes Risiko an allgemeiner Demenz (95 % CI: 1.4 – 3.7) zu erkranken, auf. Eine Analyse des Interaktionseffektes zwischen Bildung und berufsbasiertem SES ergab weiterhin, dass der berufsabhängige sozioökonomische Status keinen Einfluss auf das Erkrankungsrisiko hat. Dies deutet daraufhin, dass die Entwicklung der Alzheimerschen Krankheit im Alter evtl. auf unbekannte bildungsverwandte Faktoren, welche in den ersten beiden Lebensdekaden zum Tragen kommen, zurückzuführen ist (Karp et al., 2004).

Ihre Studienergebnisse limitierend, erwähnen auch diese Autoren einen bildungsabhängigen Studienausfall, mit einem erhöhten Dropout der bildungsfernen Schicht. Dies sollte allerdings auch hier eher zu einer Unterschätzung des Zusammenhangs geführt haben (Karp et al., 2004).

Zu ähnlichen Ergebnissen kommen auch Qiu, Bäckman, Winblad, Agüero-Torres und Fratiglioni (2001), welche, ebenfalls mittels des Kungsholmen-Datensatzes, neben dem bildungsabhängigen Alzheimerrisiko auch den Einfluss der Bildung auf die alzheimerbedingte Mortalität untersuchten.

Sie kommen ebenfalls zu dem Ergebnis, dass die bildungsfernere Studienpopulation ein erhöhtes Risiko der Alzheimerinzidenz vorweist (RR = 2.6, 95 % CI: 1.5 – 4.4), allerdings, nach Kontrolle des Schweregrades, kein Zusammenhang zwischen der Bildung und der alzheimerbedingten Mortalität besteht (RR = 1.1, 95 % CI: 0.5 – 2.2). Kontrolliert wurde dabei das Alter, Geschlecht, der kognitive Zustand zur Baselineerhebung, das Auftreten vaskulärer Krankheiten und der sozioökonomische Status.

Besonders erwähnenswert scheint mir eine aktuelle britische Studie zum Einfluss des sozioökonomischen Status auf die demenzbedingte Mortalität, da diese vermutlich eine der ersten Metaanalysen zum Thema anbringt. Dabei werteten Russ et al. (2013) elf, im Zeitraum zwischen 1994 und 2004 durchgeführte, prospektive Kohortenstudien, mit einer Gesamtpopulation von 86 508 Probanden, aus. Die Datengrundlage dieser Studien bildeten die Interviewten des „Health Survey for England". Der sozioökonomische Status der Probanden wurde dort, unter anderem, anhand des Austrittsalters aus der Vollzeitbildung bemessen[8] und das Outcome der Demenz als Todesursache aufgrund der nach ICD-9 und ICD-10 (*International Statistical Classification of Diseases and Related Health Problems*) klassifizierten Eintragungen im Totenschein ermittelt.

Besonders interessant erscheint die Tatsache, dass sich ein signifikanter Zusammenhang zwischen der Bildungslaufbahn und dem demenzbedingten Sterberisiko nur in der Gruppe der Frauen herauskristallisiert hat. Demnach entwickelten die weiblichen Studienteilnehmer, welche im Alter von ≤ 14 Jahren aus dem Bildungssystem austraten, im Vergleich zu den Frauen, die bis zum Alter von ≥ 16 Jahren im Bildungswesen verblieben,

---

[8] Diese Altersvariable umfasste fünf Kategorien und wurde für die hier rezitierte Studie in drei Kategorien rekodiert (≤ 14 Jahre, 15 Jahre und ≥ 16 Jahre)

ein um 76 % gestiegenes Risiko an Demenz zu versterben (HR = 1.76, 95 % CI: 1.23 – 2.53)[9] (Russ et al., 2013).

Eine mögliche Erklärung für die Insignifikanz bei den Männern liefert das verhältnismäßig geringe Outcome des demenzbedingten Todes. Denn, aufgrund des weiten Altersrange des Baselinesamples, in welches Erwachsene ab dem Alter von 35 Jahren inkludiert wurden, ergaben sich, trotz der großen Studienpopulation, „nur" 622 demenzbedingte Todesfälle, was natürlich zu einer Erweiterung des Konfidenzintervalls und damit zur Schmälerung der Aussagekraft der Studie führt. Die Autoren fügen weiterhin an, dass eine allgemeine Tendenz zur Unterdiagnose von Demenz, zusätzlich zu diesem Mangel beigetragen haben kann (Russ et al., 2013).

Fazit

Nach der Übersicht des aktuellen Forschungsstandes zum Thema Bildung und Demenz, ergab sich die Einsicht, dass nahezu sämtliche Studien, unabhängig des Studiendesigns, des Samples und des Settings, einen positiven Zusammenhang zwischen einem geringen Bildungsstatus und dem Risiko der Erkrankung an Alzheimer, Demenz oder kognitiver Beeinträchtigung feststellen. Vom asiatischen und afrikanischen Raum abgesehen, zu denen leider keine passenden Studien gefunden wurden, lässt sich dieser Effekt in den verschiedensten Nationen der modernen, entwickelten, westlichen Gesellschaften, ob in Nordamerika oder West- und Nordeuropa, finden.

Diesen empirischen Evidenzen werden drei Hypothesen zu Grunde gelegt. Die sogenannte „Brain Reserve"-Hypothese geht davon aus, dass die Vulnerabilität der unteren Bildungsschicht hinsichtlich des oben beschriebenen Erkrankungsrisikos auf eine geringere Synapsendichte zurückzuführen ist. Dass die Resilienz der höheren Bildungsschicht daher rührt, dass die Angehörigen dieser Gruppe, aufgrund verbesserter Coping-Strategien, pathologische Veränderungen des Gehirns besser kompensieren können, davon geht die „Cognitive Reserve"-Hypothese aus. Die „Brain Battering"-Hypothese postuliert der bildungsnahen Schicht wiederum ein geringeres Risiko aufgrund eines allgemein gesünderen Lebensstils und einer verminderten Aufnahme von Neurotoxinen, durch einen vernünftigeren Umgang mit Alkohol und Tabak etc. (Qiu et al., 2001).

Welcher Mechanismus diesem Zusammenhang auch zugrunde liegen mag (vermutlich üben alle drei einen komplexen, vermittelnden Einfluss auf die Bildungs-Demenz-

---

[9] Das Hazard Ratio der äquivalenten Männergruppierungen betrug 1.20 (95 % CI: 0.77 – 1.87).

Assoziation aus), so gilt es dennoch, die Ergebnisse der Studien einschränkend zu betrachten. So erwähnen Stern et al. (1994), dass sowohl die kognitiven Leistungen mehrerer Gehirnregionen, als auch die funktionale Beeinträchtigung in die Bemessung von Alzheimer und Demenz einbezogen werden muss. Der größte Mangel vieler Studien bezieht sich auf die Operationalisierung des Outcomes, denn einige Messinstrumente, wie beispielsweise der „Mini Mental State Test", nutzen einen konkreten Cut off-Score zur Bewertung der kognitiven Einschränkung. Diese Screenings erzielen bei bildungsferneren Patienten/Probanden eine höhere Sensitivität, da diese im Schnitt eine schlechtere Testperformance aufweisen und ein geringer kognitiver Abbau deshalb bereits eine positive Diagnose hervorrufen kann. Dieser „Detection Bias" sollte bei der Beurteilung der Generalisierbarkeit dieser Studien Beachtung finden (White et al., 1994). Des Weiteren ist ein „selection bias" auch in Longitudinalstudien nicht vollständig ausgeschlossen, wenn man davon ausgeht, dass höhergebildete Probanden eine besonders hohe Ausfallquote aufweisen könnten, wenn sie die ersten Symptome kognitiver Beeinträchtigung feststellen, was dann zu einer Überschätzung des Effektes führen würde. Am stärksten käme dies in Querschnittsstudien zu tragen (Letenneur et al., 1999). Außerdem ist der institutionelle Bildungsabschluss kein vollständig zuverlässiger Indikator für das tatsächliche intellektuelle Niveau. Vor allem für die heute hochaltrige Kohorte war damals ein Schulaustritt nach dem Absolvieren der Grundschule üblich, selbst wenn der Schüler höheres Potential aufwies und das Erreichen eines höheren Abschlusses durchaus möglich gewesen wäre. Die alleinige Messung der Bildung anhand von Bildungsjahren, kann somit zu Misklassifikation und dadurch zu einem „Information Bias" führen (ebd.).

Wenn diese Limitationen auch nicht unbeachtet bleiben dürfen, so lässt sich dennoch eine klare Tendenz im Zusammenhang der Bildung und des Demenzrisikos erkennen. Im Zuge der bereits erwähnten demographischen Alterung ist, zur optimaleren Nutzung von Ressourcen im Bereich der Gesundheitsdienstleistung und adäquaten Planung der Gesundheitspolitik, eine zukünftig verstärkte Forschung auf diesem Gebiet, deshalb unausweichlich. Des Weiteren wäre eine Ausweitung dieser Forschung auf den asiatischen und afrikanischen Raum, zum Zwecke des interkulturellen Vergleichs, wünschenswert.

Literatur

Croisile, B. (2012). Alzheimer: Erkennen, verstehen, begleiten. WBG: Darmstadt.

Karp, A., Kareholt, I., Qiu, C., Bellander, T., Winblad, B., & Fratiglioni, L. (2004). Relation of Education and Occupation-based Socioeconomic Status to Incident Alzheimer's Disease. *American Journal of Epidemiology, 159* (2), 175-183. doi: 10.1093/aje/kwh018

Koller, D., & Bynum, J. P. W. (2014). Dementia in the USA: state variation in prevalence. *Journal of Public Health*, 1-8. doi: 10.1093/pubmed/fdu080

Letenneur, L., Gilleron, V., Commenges, D., Helmer, C., Orgogozo, J. M., & Dartigues, J. F. (1999). Are sex and educational level independent predictors of dementia and Alzheimer's disease?: Incidence data from the PAQUID project. *J Neurol Neurosurg Psychiatry, 66*, 177-183.

Lindsay, J., Laurin, D., Verreault, R., Hébert, R., Helliwell, B., Hill, G. B., & McDowell, I. (2002). Risk Factors for Alzheimer's Disease: A Prospective Analysis from the Canadian Study of Health and Aging. *American Journal of Epidemiology, 156* (5), 445-453. doi: 10.1093/aje/kwf074

Mayeux, R., & Stern, Y. (2012). Epidemiology of Alzheimer Disease. *Cold Spring Harb Perspect Med, 2*, 1-18. doi: 10.1101/cshperspect.a006239

Qiu, C., Bäckman, L., Winblad, B., Agüero-Torres, H., & Fratiglioni, L. (2001). The Influence of Education on Clincally Diagnosed Dementia Incidence and Mortality: Data from the Kungsholmen Project. *Arch Neurol., 58* (12), 2034-2039. doi: 10.1001/archneur.58.12.2034

Russ, T. C., Stamatakis, E., Hamer, M., Starr, J. M., Kivimäki, M., & Batty, G. D. (2013). Socioeconomic status as a risk factor for dementia death: individual participant meta-analysis of 86 508 men and women from the UK. *Br J Psychiatry, 203* (1), 10-17. doi: 10.1192/bjp.bp.112.119479

Stern, Y., Gurland, B., Tatemichi, T., Xin Tang, M., Wilder, D., & Mayeux, R. (1994). Influence of Education and Occupation on the Incidence of Alzheimer's Disease. *Journal of the American Medical Association, 271* (13), 1004-1010.

White, L., Katzman, R., Losonczy, K., Salive, M., Wallace, R., Berkman, L., ... Havlik, R. (1994). Association of Education with Incidence of cognitive Impairment in three established Populations for epidemiologic Studies oft he Elderly. *Journal of Clinical Epidemiology, 47* (4), 363-374.

BEI GRIN MACHT SICH IHR WISSEN BEZAHLT

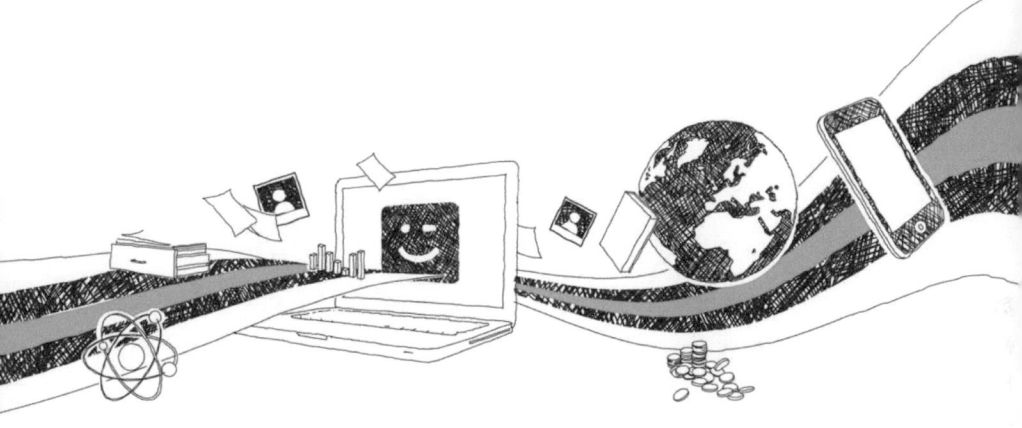

- Wir veröffentlichen Ihre Hausarbeit, Bachelor- und Masterarbeit

- Ihr eigenes eBook und Buch - weltweit in allen wichtigen Shops

- Verdienen Sie an jedem Verkauf

Jetzt bei www.GRIN.com hochladen und kostenlos publizieren

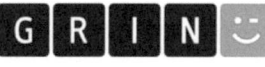